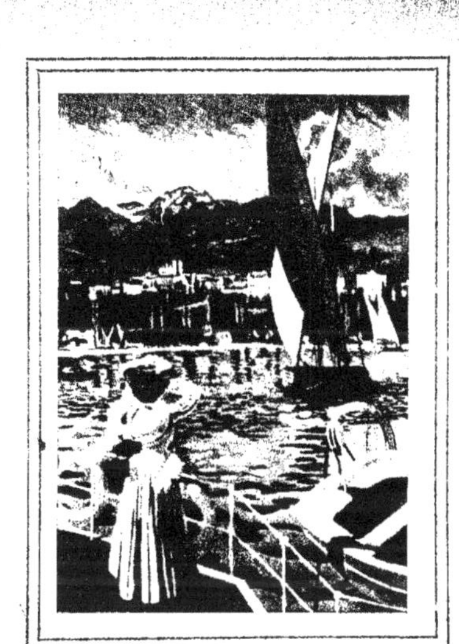

THONON-
LES-BAINS

THONON-LES-BAINS

(Haute-Savoie)

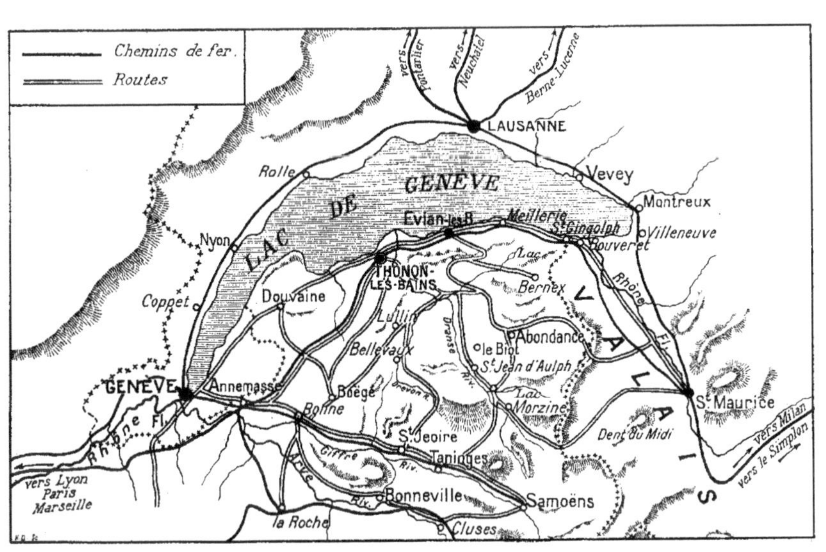

Chemins de fer.
Routes
vers Pontarlier
vers Neuchâtel
vers Berne-Lucerne
LAUSANNE
Rolle
GENÈVE
Vevey
LAC
DE
Montreux
Evian-les-B.
Meillerie
St Gingolph
Villeneuve
Nyon
Bouveret
Lac
THONON-
LES-BAINS
Bernex
Rhône
Coppet
Douvaine
VALAIS
Lullin
Fl.
Abondance
Bellevaux
Drance
le Biot
St Jean d'Aulph
GENÈVE
Annemasse
Boëge
Lac
Morzine
St Maurice
Bonne
Drance
vers Milan
Rhône Fl.
St Jeoire
Dent du Midi
vers le Simplon
Giffre
Riv.
Taninges
vers Lyon
Paris
Marseille
Arve
Riv.
Bonneville
Samoëns
la Roche
Cluses

THONON-LES-BAINS

Situation géographique. — Sur tout le parcours de cette merveilleuse rive du Lac de Genève, où l'on trouve en si grand nombre les sites les plus justement réputés, il n'est aucune station balnéaire plus favorisée de la nature par une situation véritablement exceptionnelle que la coquette ville de Thonon-les-Bains.

Construite sur le bord d'un vaste plateau qui s'étend du Salève aux Dents d'Oche, au pied des collines boisées des Allinges et de l'Hermone, derniers contreforts des Alpes, elle commande, du haut de sa terrasse verdoyante, un horizon des plus vastes sur le Lac de Genève, le Jura et les Alpes.

Au pied de cette terrasse et au fond de la vaste baie que bornent à l'ouest la pointe d'Yvoire, à l'est la pointe de Ripaille, dominé à mi-côte par le curieux village de Rives, dont les vieilles maisons à galeries sont habitées presque uniquement par des pêcheurs, s'abrite le port de Thonon, si pittoresque, avec son incessant mouvement de barques de pêche et de bateaux de plaisance.

D'un côté la montagne, avec tous ses attraits de variété, d'imprévu et de pittoresque, de l'autre le Lac immense, aux horizons infinis et constamment changeants, font de Thonon un lieu de villégiature et de repos exceptionnellement plein de charmes.

D'autres causes contribuent en outre à faire de Thonon *la Station d'été idéale*.

Située à 430 mètres au-dessus du niveau de la mer, et à la rencontre de trois vallées qui lui apportent l'air vivifiant des montagnes, elle jouit, même au plus fort de l'été, d'une température modérée, grâce aux brises régulières qui la mettent à l'abri des orages.

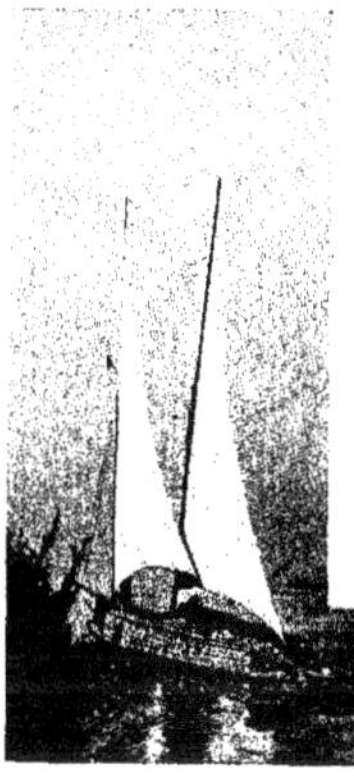

Orientée au nord-ouest, elle n'a jamais à souffrir des fortes chaleurs qui rendent difficilement habitables, en été, les stations de la rive suisse du Lac.

Enfin, par suite de son élévation au-dessus de celui.ci qu'elle domine d'une cinquantaine de mètres, elle n'est pas soumise à cette saturation constante qui caractérise le climat lacustre.

Thonon est, de plus, par les qualités infiniment rares et essentiellement précieuses de ses eaux minérales universellement recommandées aujourd'hui par les sommités du corps médical, *la ville d'eau par excellence*, pour cette multitude de maladies qui font partie de la grande famille de l'arthritisme (1).

L'Eau de *Thonon* (Source Saint-François) est connue depuis longtemps : l'archéologie nous montre les Romains la captant et la canalisant avec soin ; la tradition nous apprend son usage fort ancien pour soulager *les maux d'estomac*

___

(1) Voir page 13 les indications thérapeutiques de Thonon.

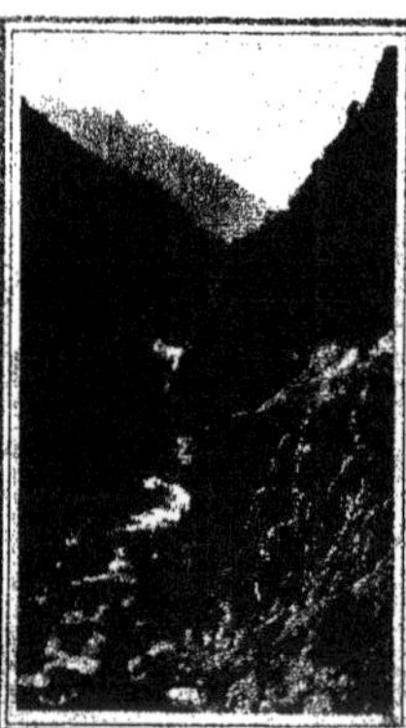

GORGES DE LA DRANSE

et les maux de reins. Saint François de Sales, qui fut évêque de Genève, en vante les mérites à plusieurs reprises dans ses écrits, et a donné son nom à la source. Enfin, de nos jours, les nombreuses analyses dont cette eau a été l'objet, et les travaux de thérapeutique auxquels elle a donné lieu ont définitivement consacré sa réputation dans le domaine scientifique.

Voici le résultat des analyses les plus récentes :

ANALYSE CHIMIQUE

Carbonate de chaux.	0,1566
— de magnésie	0,0616
— de soude et de potasse	0,0125
Chlorure de sodium	0,0003
Sulfate de chaux	0,0210
— de soude et de potasse.	0,0170
Phosphates	traces
Silice	0,0220
Fer et alumine.	0,0010
Total des matières fixes par litre.	0,2920

Matières balsamo-résineuses	0,002
Acide carbonique des bi-carbonates	0,2174

BICARBONATES CORRESPONDANT AUX CARBONATES NEUTRES

Bicarbonate de chaux	0,225
— de magnésie.	0,094
— de soude et de potasse	0,020
Ammoniaque libre et combiné	Néant
Nitrites	—

EXAMEN BACTÉRIOLOGIQUE

Bactéries pathogènes.	Néant

Cette eau qui jaillit à une température de 10° est, comme on le voit, une eau bicarbonatée mixte très légère, alcaline et benzoïque.

Ses caractéristiques sont : d'une part la faiblesse remarquable de sa minéralisation, d'où résultent des propriétés osmosantes qui en font un agent thérapeutique de premier ordre pour la cure de l'arthritisme, de l'autre la présence de produits balsamo-résineux qu'on ne trouve dans presqu'aucune autre eau et qui lui donnent des vertus nettement anticatarrhales. La présence de ces produits est due à ce que l'eau filtre sur des grès chargés d'ambre (résine fossile) provenant évidemment des immenses forêts de sapins qui recouvraient toute la région aux époques préhistoriques.

Très légère et d'une digestion facile, l'eau de la source Saint-François constitue, en même temps qu'une eau de régime, la plus parfaite et la plus agréable des eaux de table.

Climatothérapie. — Les résultats remarquables que donne la cure d'eau à

Thonon sont favorisés par une série d'adjuvances thérapeutiques faites de la pureté et de la légèreté de l'air, de sa fraîcheur qui produit une action tonique très douce convenant admirablement aux nerveux et aux congestionnés, de la facilité des cures de terrain sans fatigue, de l'état hygrométrique parfait dû à l'élévation de la station au-dessus des eaux du Lac, de son altitude moyenne, enfin de sa protection contre les vents et les brusques écarts thermométriques et barométriques.

Toutes ces qualités climatologiques font de Thonon une station sédative, qui rend le calme et l'équilibre aux personnes fatiguées ou malades.

Les Établissements de la Société des Eaux Minérales. — Les installations faites par la Société des Eaux Minérales, pour répondre à tous les desiderata des touristes et des baigneurs d'année en année plus nombreux, constituent un ensemble digne de la clientèle élégante et choisie qui fréquente cette station thermale.

Dans un vaste parc merveilleusement situé en dehors de l'agglomération urbaine, dominant d'une part le Lac, et offrant de l'autre une incomparable vue de montagnes, se trouvent réunis pour la plus grande commodité des baigneurs :

Le **Grand Hôtel du Parc,** hôtel de tout premier ordre, construit en 1905, agrandi en 1910, et réunissant tous les éléments du *dernier confort moderne.* Vue splendide de toutes les façades. Panorama du lac et des montagnes. Ascenseur. Electricité. Téléphone. Tennis. Garage pour automobiles. Cuisine extrêmement soignée. *Repas exclusivement servis par petites tables. Menus de régime spéciaux.* Prix modérés.

L'Établissement thermal, entièrement remis à neuf en 1910 et dont l'organisation permet de suivre les prescriptions les plus variées de l'hydrothérapie moderne (bains et douches de toute nature, bains de vapeur, fumigations, etc.).

La **Buvette,** où arrive directement l'eau de la *Source Saint-François ;*

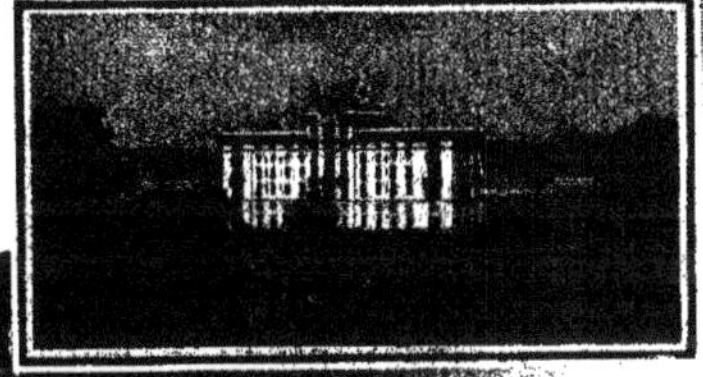

Le **Casino** aménagé de la façon la plus coquette et offrant aux baigneurs les distractions les plus agréables et les plus variées :

Représentations théâtrales, concerts, etc.

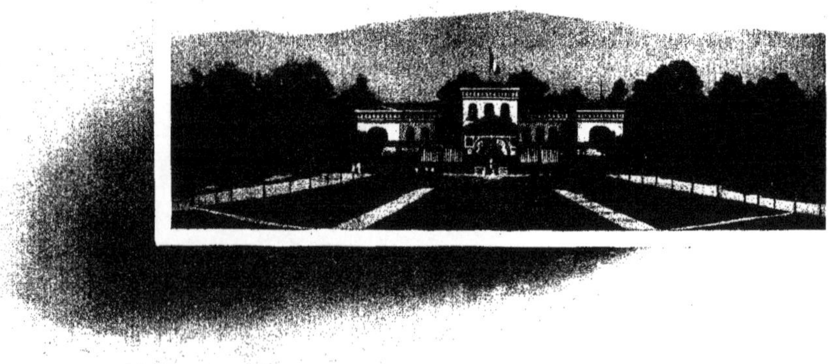

Sans quitter les allées ombreuses qui partent de l'hôtel, le baigneur peut aller de sa chambre à la Buvette, à l'Etablissement thermal, au Casino, trouvant ainsi réunis dans un même espace *tous les organes de la vie thermale.*

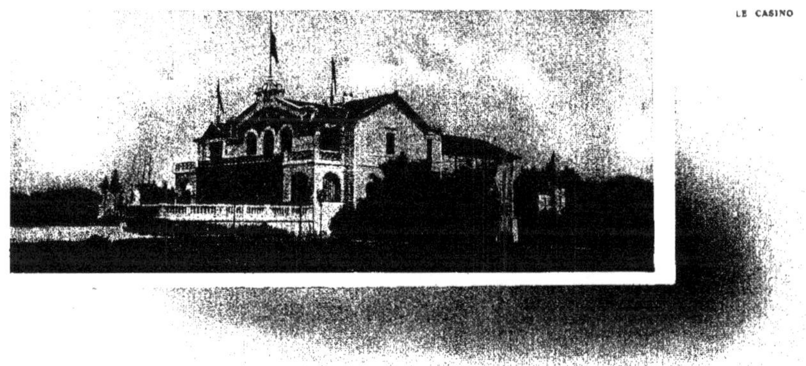

LE CASINO

PROMENADES ET EXCURSIONS

1º **A pied.** — Les environs *immédiats* de Thonon abondent en promenades charmantes et faciles, soit que l'on suive les rives verdoyantes du lac, de Thonon à Corzent par exemple, par la route de la Corniche, ou au fameux Château de Ripailles, soit que l'on s'élève en pente douce à travers les admirables forêts de châtaigniers qui sont la gloire et l'orgueil de la région. (Promenade aux *sources de la Versoie*, etc.)

2º **En voiture ou en automobile.** — Il est impossible de citer toutes les excursions intéressantes de cette catégorie, dont la nomenclature serait trop longue, Thonon étant le grand *centre de tourisme* du pays chablaisien et notamment le point de départ des routes de la vallée de la Dranse, de la vallée d'Abondance et de la célèbre route des Alpes, de Thonon à Nice. Nous mentionnerons seulement, comme objectifs principaux, le Château de Larringes (10 kilom.) avec sa vue magnifique sur la chaîne du Mont Blanc, les ruines des Allinges (8 kilom.), les gorges de la Dranse et le pont du Diable (16 kilom.), la célèbre vallée d'Abondance (20 à 30 kilom.), les Voirons (30 kilom.), etc.

Parmi les excursions un peu plus longues et pour ne parler que de celles que l'on peut faire en automobile, aller et retour, en une seule journée, nous citerons les merveilleux trajets de Thonon à Chamonix, à Annecy, à Saint-Maurice et à Martigny (Valais), etc.

3° **En bateau.** — Enfin les croisières sur le Lac de Genève, à bord des magnifiques steamers de la Compagnie de navigation, sont une source de distractions et d'émotions artistiques dont on ne saurait se lasser. Genève, Lausanne, Montreux, l'admirable tour du Haut-Lac, autant d'excursions qui trouvent facilement place dans une demi-journée, autant de noms célèbres qui évoquent, à côté de souvenirs historiques intéressants, l'image de ce Lac incomparable, nappe plus bleue que l'azur, bordée de jardins pleins de fleurs et qui sourit à des glaciers.

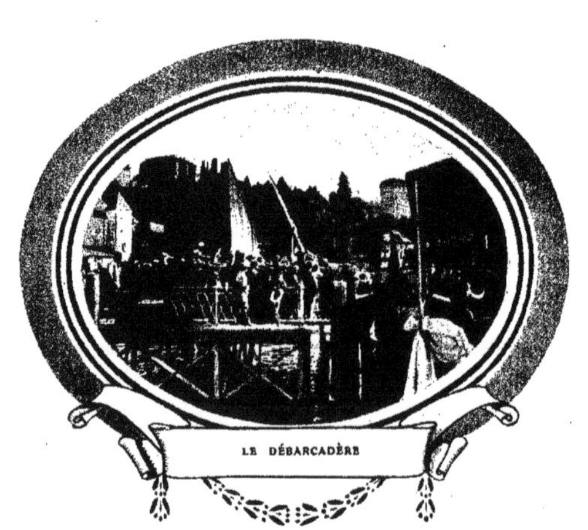

LE DÉBARCADÈRE

LES INDICATIONS THERAPEUTIQUES DE THONON

Les indications thérapeutiques de Thonon peuvent se diviser en trois grands chapitres concernant :

1° La diathèse arthritique.

2° Les infections urinaires.

3° Les anémies et convalescences.

I. — TRAITEMENT DE LA DIATHESE ARTHRITIQUE A THONON

La cure hydro-minérale. — C'est l'essence même du traitement. Elle consiste dans l'absorption méthodique de l'eau et, accessoirement, dans les douches et bains pris à l'Etablissement Thermal.

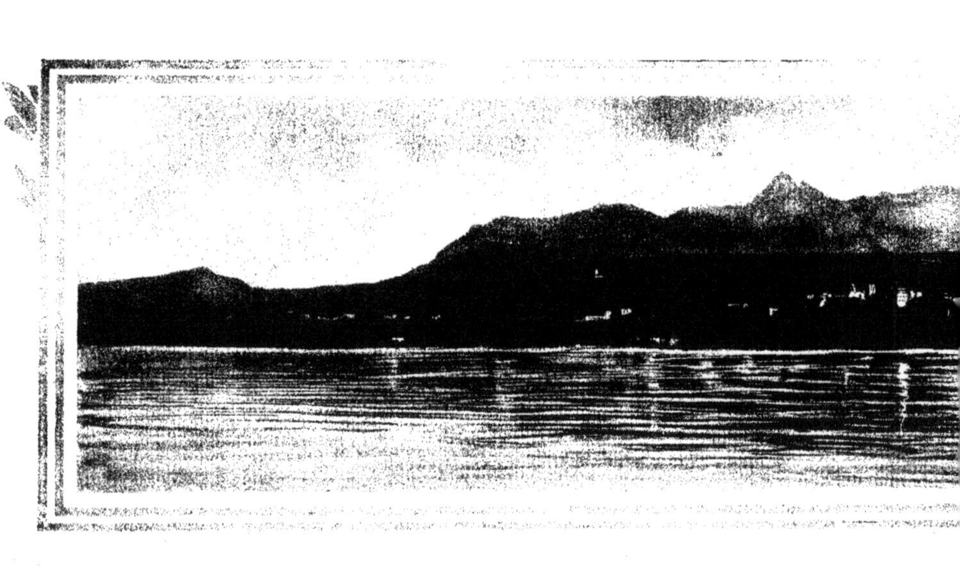

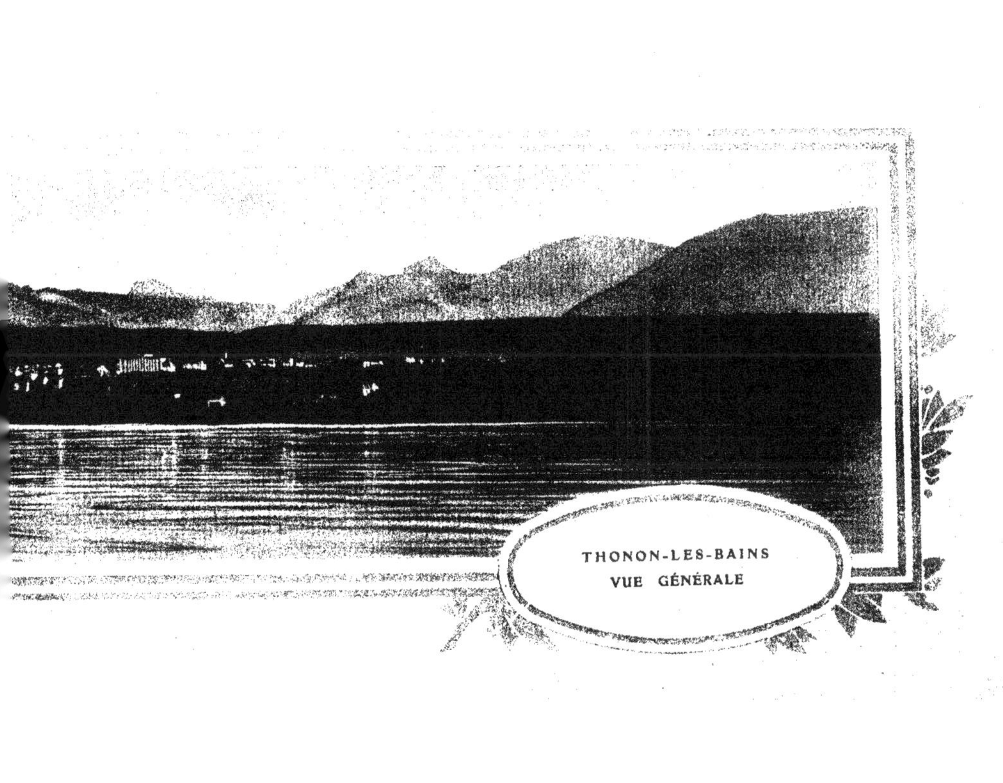

THONON-LES-BAINS
VUE GÉNÉRALE

La cure est naturellement variable comme mode et comme durée, selon chaque cas particulier, et c'est précisément le rôle du Médecin des Eaux que de déterminer pour chaque malade la marche à suivre : il est donc nécessaire, pour obtenir le résultat désiré, de suivre scrupuleusement ses prescriptions.

Effets physiologiques de la cure. — La cure hydrominérale de Thonon porte son action immédiate sur deux grands appareils organiques : le *tube digestif* et *l'arbre urinaire.*

Au point de vue digestif, on observe constamment le relèvement rapide de l'appétit et la régularisation des selles; les fermentations gastro-intestinales diminuent et disparaissent et le foie se décongestionne. C'est d'ailleurs au rétablissement du rythme normal d'écoulement du flux biliaire que l'on doit d'observer la disparition de la constipation, de la stase stercorale et de toutes leurs fâcheuses conséquences.

Mais l'effet de l'Eau de Thonon se fait sentir davantage encore sur l'arbre urinaire et tous les malades sont frappés au cours de la cure de l'augmentation considérable de la quantité d'urine. Cette polyurie, comme nous allons le voir, est l'agent le plus actif du *nettoyage organique général* que détermine le traitement à Thonon.

Mode d'action de l'Eau de Thonon. — Le Professeur Landouzy, Doyen de la Faculté de Médecine de Paris, qui a fait, à Thonon même, une conférence tout à fait élogieuse sur l'Eau de la Source Saint-François, a justement mis en évidence ce fait que cette eau doit « *sa valeur à son dynamisme* », c'est-à-dire à la manière dont, « grâce à son état de tension, à son état électrique et à son état thermique », elle prend contact avec notre organisme.

Ce qui est important, en effet, pour une eau comme l'Eau de Thonon, ce n'est pas la quantité de principes minéraux qu'elle contient, mais la manière dont ces éléments sont assemblés.

Et ce sont précisément

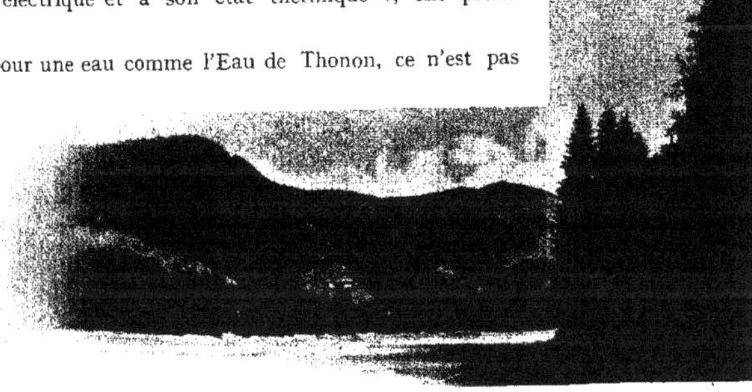

les proportions réciproques de ces éléments, leur combinaison *optima* au sein de la faible minéralisation de l'Eau de Thonon, qui font toute sa vertu. Le Professeur Landouzy l'a dit d'une manière frappante, en deux mots, lorsqu'il déclara que l'Eau de Thonon était un véritable « Sérum physiologique ».

L'Eau de Thonon, en effet, *est une eau de lavage ;* sérum, elle assure la dilution des plasmas organiques ; grâce à son action « osmosante » (Landouzy) elle pénètre dans l'intimité des tissus, elle y reprend tous les déchets cellulaires, ainsi que les produits de combustion incomplète, c'est-à-dire toutes les causes intimes et essentielles de l'arthritisme (Bouchard) et les chasse de l'organisme à la faveur de la polyurie que nous avons signalée tout à l'heure.

L'analyse des urines, au cours de la cure et après elle, suffirait à prouver ces faits en montrant l'exode de l'acide urique, des composés xantho-uriques, etc., etc., et le retour à une formule urinaire normale, si l'amélioration de l'état général ne démontrait à chaque malade lui-même que son organisme a été doucement mais puissamment lavé et que, somme toute, il a retiré de sa cure *un rajeunissement de tous ses tissus*.

Il faut ajouter que la tolérance exceptionnelle de l'organisme pour l'Eau de Thonon paraît être due à l'existence dans celle-ci de *principes balsamo-résineux*, que les analyses chimiques ont révélés et qui constituent une particularité presque unique dans les eaux minérales naturelles. Ce sont ces principes qui justifient aussi l'emploi de l'Eau de Thonon dans les affections catarrhales, et nous verrons, au moment où nous envisagerons les infections urinaires, que la supériorité de la source Saint-François, dans ces cas-là, provient de ces principes balsamo-résineux.

Ces principes balsamo-résineux ont deux origines différentes : l'une, ancestrale et vieille comme le monde, ou à peu près, résulte de l'existence, dans le sol de la région parcourue par l'eau de la source

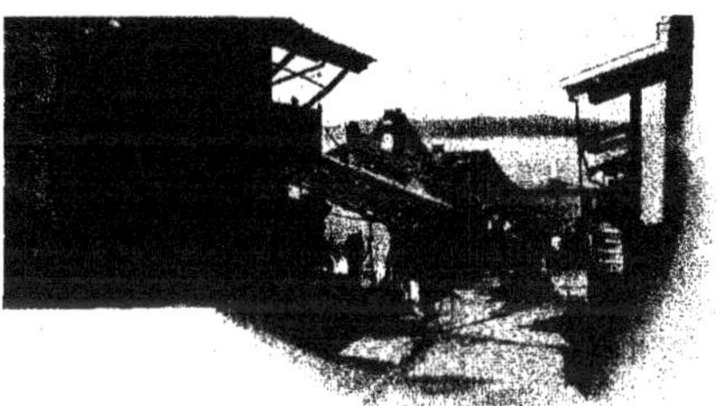

MAISONS DE PÊCHEURS
A RIVES

Saint-François, de matières résineuses provenant des forêts de pins qui couvraient autrefois cette région et que quelque catastrophe cosmique, peut-être même le déluge, ont enfouies profondément sous les éboulis de roches.

On retrouve couramment des traces de ces résines sur des pierres, sous forme d'ambre, lorsqu'on fouille quelque peu le sol de la région.

L'autre origine est ancienne aussi, mais loin d'être due à des corps figés dans une forme définitive, comme la précédente, elle se renouvelle et se rajeunit chaque année : ce sont les fleurs toutes spéciales qui poussent à la surface du sol, matelassant de leurs racines et de leurs débris tout l'humus de la région. On y trouve, en effet, des menthes, des colchiques, des aulnées, des reines-des-prés, des orchidées et différentes variétés de graminées contenant dans leurs sucs des matières balsamiques dont se charge l'Eau de Thonon à leur contact.

Grâce à ces deux provisions de matières balsamo-résineuses dont l'une est inépuisable et l'autre toujours rajeunie, l'Eau de la source Saint-François possède des qualités exceptionnelles de digestibilité et d'activité thérapeutique.

Enfin, dans ce temps où l'attention des savants et du public a été attirée par la fâcheuse dissémination du *bacille d'Eberth* (fièvre typhoïde), il est nécessaire de dire que jamais, malgré les analyses bactériologiques répétées qui ont été faites, on n'a rencontré la moindre colonie microbienne dans les Eaux de Thonon. ·

L'Eau de Thonon est rigoureusement aseptique et offre par conséquent toutes les garanties de sécurité désirables.

INDICATIONS THÉRAPEUTIQUES DES MANIFESTATIONS ARTHRITIQUES A THONON.

L'analyse de l'Eau de Thonon (voir page 4) et son mode

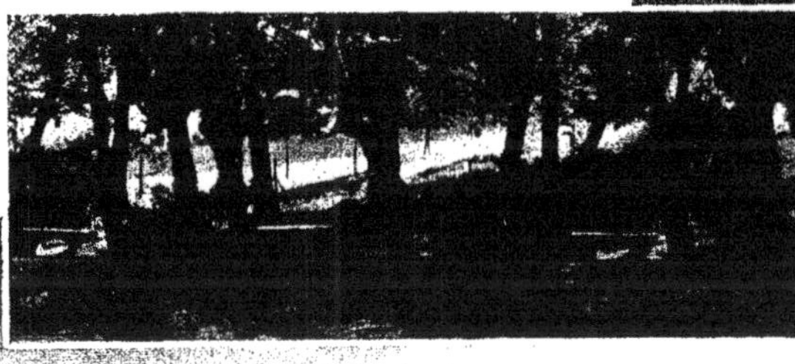

d'action que nous venons d'étudier expliquent tout naturellement et sans qu'il soit besoin d'entrer dans de grands détails pourquoi Thonon est évidemment la *Reine thérapeutique de l'arthritisme.*

C'est en effet dans les manifestations de cette diathèse qu'elle triomphe et qu'elle apparaît comme le complément indispensable du traitement diététique et médicamenteux d'hiver.

Nous allons donc passer en revue les principales indications thérapeutiques de l'Eau de Thonon dans les manifestations si nombreuses et si variées de l'arthritisme.

PETITES MANIFESTATIONS DE L'ARTHRITISME

On peut ranger sous cette étiquette une série de troubles d'origine arthritique qui, pour peu graves qu'ils soient, n'en sont pas moins un tourment pour les malades.

Les *migraines*, les *névralgies* de toutes sortes, les *douleurs rhumatoïdes* vagues et errantes, les *gonflements articulaires* légers et fugaces, certains *eczémas*, certains *prurits* cutanés, quelques formes de l'*obésité*, etc., sont heureusement modifiés par la cure de Thonon, parfaitement indiquée dans ces cas.

GRANDES MANIFESTATIONS DE L'ARTHRITISME

La Goutte. — Bien entendu, c'est au cours de la *goutte chronique* que l'Eau de Thonon doit être employée ; pendant la crise aiguë elle ne peut être, comme ses semblables, qu'un adjuvant du traitement médical curatif. Mais entre les accès, dans cette période où la maladie semble sommeiller et où en réalité elle médite simplement son prochain éclat, l'eau de la source Saint-François est toute-puissante.

Qu'il s'agisse de goutte articulaire ou viscérale, mais surtout dans ce dernier cas, l'Eau de Thonon détermine une amélioration considérable dans l'état général et par la suite une diminution très nette dans la

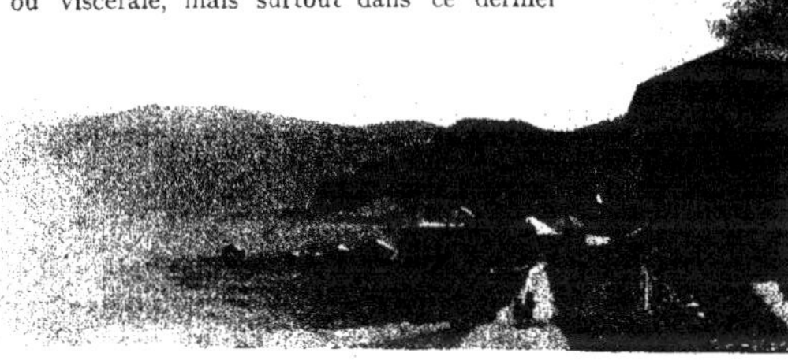

fréquence et l'intensité des crises aiguës. Mais il est bien évident que plusieurs cures de Thonon sont nécessaires pour obtenir et surtout maintenir un résultat si heureux et si apprécié des malades.

Artério-Sclérose. ·-· La cure de Thonon ne s'adresse pas aux artério-scléreux confirmés, mais aux artério-scléreux à la *période de début*, à cette période de « présclérose » au cours de laquelle l'hypertension artérielle est encore le seul symptôme.

A cette phase initiale de la maladie, Thonon produit les meilleurs effets : dépurant l'organisme de tous les déchets et de tous les produits de fermentation qui, jusqu'à plus ample informé, sont une des causes principales, sinon la cause unique du durcissement des artères (Huchard), d'autre part, grâce à la décongestion du foie et à la polyurie de cure, elle amène une diminution de la tension artérielle et permet d'éviter, ou tout au moins de reculer la phase de sclérose proprement dite avec toutes ses funestes conséquences.

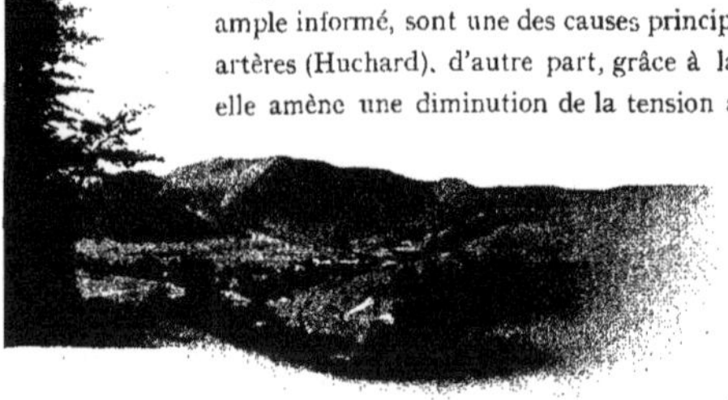

Il faut noter ici que l'altitude de Thonon à 430 mètres au-dessus du niveau de la mer est une altitude excellente, que tous les artério-scléreux peuvent supporter non seulement sans inconvénient, mais même avec profit. On sait, du reste, que cette hypertension fonctionnelle est l'apanage des arthritiques, des goutteux et des uricémiques, et en soignant sa cause profonde il est naturel que les effets disparaissent.

Lithiase rénale. — La production de *sable urinaire* (gravelle) ou de calculs (coliques néphrétiques) relève bien plus des Eaux de Thonon que des eaux alcalines fortes du type Vichy.

En effet, l'important dans ces cas-là, ce n'est pas la teneur en principes minéraux qui sont par eux-mêmes sans action sur les concrétions urinaires, mais le lavage obtenu dans l'appareil urinaire par la cure hydro-minérale. Or, les eaux alcalines ne peuvent être prises qu'en petite quantité et elles ne produisent pas « le coup de balai » nécessaire à l'expulsion des calculs ou du sable.

Thonon, au contraire, est l'agent idéal de cette expulsion et les graveleux retirent les meilleurs effets de la cure de l'Eau de la source Saint-François. Bien entendu, les calculs rénaux proprement dits, c'est-à-dire ceux qui sont fixés dans le bassinet sans pouvoir être chassés par l'uretère, échappent à toute cure hydro-minérale ; ils appartiennent au chirurgien, et ce n'est que lorsque leur extraction a été opérée que le malade devient justiciable de Thonon.

Quant aux complications septiques de la lithiase rénale, nous verrons de quelle précieuse utilité est l'Eau de Thonon pour leur traitement, lorsque nous étudierons les infections de l'arbre urinaire

AFFECTIONS DU TUBE DIGESTIF ET DE SES ANNEXES

Les dyspepsies arthritiques retirent le plus grand bénéfice de la cure d'Eau de Thonon. Il s'agit alors le plus souvent de paresse musculaire de l'estomac et d'insuffisance secrétoire de la muqueuse gastrique : dans ces troubles moteurs et secrétoires, dans ces dyspepsies nerveuses, il est courant d'obtenir la guérison à la suite d'une cure bien dirigée.

La constipation est souvent très heureusement influencée par l'Eau de Thonon qui, cependant, n'a en soi aucune propriété laxative : c'est dans les cas où le foie et la sécrétion biliaire sont troublés et insuffisants. L'entérite muco-membraneuse elle-même est améliorée par la cure de Thonon, mais seulement lorsque cette entérite est liée à l'existence d'une lithiase concomitante (biliaire, intestinale ou rénale).

Enfin, la congestion du foie, la cholémie simple familiale ressortissent aussi de l'Eau de Thonon. Certaines formes de lithiase biliaire (chez les constipés, les anémiques, les asthéniques et les goutteux), mais celles-là seulement, sont également justiciables de la cure de la source Saint-François.

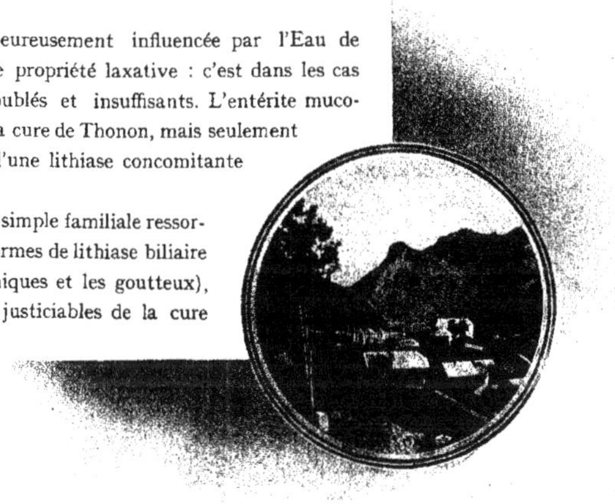

II. LES INFECTIONS URINAIRES

L'Eau de Thonon donne dans les infections urinaires de précieux résultats, dont le docteur Lochon a rapporté de frappants exemples dans sa Thèse de Lyon.

Par exemple dans les *pyélites* calculeuses ou d'origine ascendante, dans les *Cystites chroniques,* peu ou pas douloureuses, dans les *troubles de la miction* (névralgie vésicale, pollakiurie, etc.) surtout chez les graveleux ; dans *certaines uréthrites anciennes,* même d'essence arthritique ou goutteuse, dans la *congestion simple de la prostate,* les malades obtiennent à Thonon des guérisons durables.

Mais, dans cet ordre d'idées, il faut une circonspection toute particulière, car il n'est pas innocent d'augmenter dans de si considérables proportions la quantité d'urine chez les urinaires mal désignés pour ce genre de traitement, et il faut se rappeler que chez les albuminuriques qui présentent des lésions de l'épithélium rénal, les cystiques douloureux ou présentant un bas-fond notable (hypertrophie vraie de la pros.

tate), chez les rétrécis, chez les calculeux vésicaux, l'Eau de Thonon ne convient pas.

III. ANÉMIES ET CONVALESCENCES

Ici les indications sont très nombreuses et Thonon n'agit pas seulement par sa cure hydro-minérale, mais aussi par ses qualités climatériques.

La pureté de l'air, l'équilibre de la température, l'absence de vents exagérés, la vie sportive que la nature convie tout naturellement à mener, sont des éléments essentiels du traitement (cure de terrain, etc.).

Mais l'Eau de Thonon est utile aussi, soit prise par la bouche, soit sous forme de bains et de douches. L'*anémie* proprement dite, la *chloro-anémie* des jeunes filles, de même que l'*asthénie générale* consécutive aux maladies infectieuses (grippe, fièvre typhoïde, maladies éruptives, convalescence d'accouchement, etc.) sont rapidement et sûrement traitées à Thonon.

INDEX BIBLIOGRAPHIQUE DES PRINCIPAUX TRAVAUX

CONCERNANT LES EAUX DE THONON

Calloud (Ch.). — Rapport sur les Eaux de Thonon. — Chambéry, 1859.

Dʳ Dubouloz. — Thonon et ses Eaux.

Durand-Fardel (Max). — Rapport au Congrès d'Hydrologie. — Clermont-Ferrand, 1896.

Dʳ Landouzy, Doyen de la Faculté de Médecine de Paris, Membre de l'Académie de Médecine. — Conférence sur les Eaux de Thonon, Compte rendu du voyage d'Etudes médicales. — Naud, éditeur, Paris, 1902.

Dʳ Genoud. — Thèse de Paris.

Dʳ Lochon. — Thèse de Lyon. — Storck, éditeur, Lyon, 1896.

Dʳ Mahar. — Thonon-les-Bains. — *Avenir Médical*, Lyon, 1ᵉʳ mai 1908.

Ossian (Henry) père, de l'Académie de Médecine. — Rapport sur les Eaux de Thonon. — Paris, 25 août 1859.

Dʳ Vauthier. — Les Eaux de la Versoie. Etc., etc.

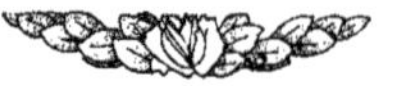

IMP. DE VAUGIRARD
H.-L. MOTTI, dir.
Impasse Ronsin, 13.

RENSEIGNEMENTS GÉNÉRAUX

Chemin de Fer P.-L.-M.

Billets d'Aller et Retour individuels, de Paris à Thonon-les-Bains, *valables 40 jours*, délivrés du 15 Mai au 30 Septembre. Prix : 1re classe, 111 fr. 25 — 2e classe, 80 fr. 15 — 3e classe, 52 fr. 30.

Billets d'Aller et Retour de séjour, de Paris à Thonon-les-Bains, *valables 60 jours*, délivrés du 1er Avril au 15 Octobre. — Arrêts facultatifs à toutes les gares du parcours. Prix : 1re classe, 119 fr. — 2e classe, 90 fr. — 3e classe, 59 fr.

Billets d'Aller et Retour collectifs de famille, *valables 30 jours*, avec faculté de prolongation, délivrés du 1er Mai au 15 Octobre, dans toutes les gares du réseau, aux familles d'au moins 3 personnes voyageant ensemble. Pendant la Saison, Train de luxe tri-hebdomadaire, **Savoie-Express.**

BATEAUX

COMPAGNIE GÉNÉRALE DE NAVIGATION SUR LE LAC LÉMAN

Abonnements kilométriques. — Abonnements de 20 courses au porteur entre deux ports déterminés.

Cartes personnelles de circulation à volonté, valables :

Quinze jours. — Prix : 1re classe, 40 fr. — 2e classe, 25 fr. | *Un Mois.* — Prix : 1re classe, 70 fr. — 2e classe, 35 fr.

Les **Abonnements généraux** sur les chemins de fer suisses sont valables sur les bateaux.